ÉCOLE SUPÉRIEURE DE PHARMACIE DE PARIS.

MÉTHODE GÉNÉRALE D'ANALYSE DES EAUX.

RECHERCHES SUR LA NATURE ET LA COMPOSITION DE L'EAU MINÉRALE DE PONT-A-MOUSSON (MEURTHE).

THÈSE

PRÉSENTÉE ET SOUTENUE

A L'ÉCOLE SUPÉRIEURE DE PHARMACIE DE PARIS,

LE 31 JUILLET 1860,

PAR LOUIS **GRANDEAU**,

Pharmacien de première classe,
Licencié ès Sciences physiques, Membre de la Société Chimique de Paris et de la Société Géologique de France.

PARIS,

MALLET-BACHELIER, IMPRIMEUR-LIBRAIRE,

DE L'ÉCOLE POLYTECHNIQUE ET DU BUREAU DES LONGITUDES,

Quai des Augustins, 55.

1860

ÉCOLE SUPÉRIEURE DE PHARMACIE DE PARIS.

MÉTHODE GÉNÉRALE D'ANALYSE DES EAUX.

RECHERCHES SUR LA NATURE ET LA COMPOSITION DE L'EAU MINÉRALE DE PONT-A-MOUSSON (MEURTHE).

THÈSE

PRÉSENTÉE ET SOUTENUE

A L'ÉCOLE SUPÉRIEURE DE PHARMACIE DE PARIS,

LE 31 JUILLET 1860,

Par Louis **GRANDEAU**,

Pharmacien de première classe,
Licencié ès Sciences physiques, Membre de la Société Chimique de Paris et de la Société Géologique de France.

PARIS,

MALLET-BACHELIER, IMPRIMEUR-LIBRAIRE,

DE L'ÉCOLE POLYTECHNIQUE ET DU BUREAU DES LONGITUDES,

Quai des Augustins, 55.

1860

ÉCOLE SUPÉRIEURE DE PHARMACIE.

ADMINISTRATEURS.

MM. Bussy, Directeur.
Guibourt, Secrétaire, Agent comptable.
Gaultier de Claubry, Professeur titulaire.

PROFESSEUR HONORAIRE.

M. Caventou.

PROFESSEURS.

MM. Bussy	Chimie inorganique.
Berthelot	Chimie organique.
Lecanu Chevallier	Pharmacie.
Guibourt	Histoire naturelle des médicaments.
Chatin	Botanique.
Valenciennes	Zoologie.
Gaultier de Claubry	Toxicologie.
N.	Physique.

PROFESSEURS DÉLÉGUÉS DE LA FACULTÉ DE MÉDECINE.

MM. Gavarret.
Wurtz.

AGRÉGÉS.

MM. L. Figuier.
Reveil.
Lutz.
L. Soubeiran.

MM. Riche.
Bouis.
Buignet.

Nota. L'École ne prend sous sa responsabilité aucune des opinions émises par les candidats.

A MON PÈRE, A MA MÈRE.

A MA FAMILLE.

A MES MAITRES.

A MES AMIS.

L. GRANDEAU.

A M. BUSSY,

MEMBRE DE L'INSTITUT,

DIRECTEUR DE L'ÉCOLE SUPÉRIEURE DE PHARMACIE DE PARIS.

HOMMAGE DE RESPECTUEUSE GRATITUDE.

L. GRANDEAU.

MÉTHODE GÉNÉRALE D'ANALYSE DES EAUX.

RECHERCHES

SUR

LA NATURE ET LA COMPOSITION DE L'EAU MINÉRALE DE PONT-A-MOUSSON (MEURTHE),

CONNUE SOUS LE NOM

D'EAU DE LA FONTAINE-ROUGE.

L'eau minérale de Pont-à-Mousson a joui autrefois en Lorraine d'une grande réputation. Elle a été l'objet de plusieurs Mémoires, dont le plus important est dû à Guillaume Pacquotte, professeur à l'université de Pont-à-Mousson (1). « La découverte des eaux minérales de Pont-à-Mousson, dit Buc'hoz (2), est déjà ancienne ; avant le commencement du XVIe siècle, Charles le Poix, médecin consultant du grand-duc Charles, qui avait accompagné ce prince aux eaux de Spa, après avoir pris connaissance de celles de Mousson, lui conseilla d'en faire usage pour la gravelle à laquelle il était sujet. Les médecins de son temps, Toussain, Fournier, Mousin et Guibert les faisaient boire à leurs malades qui en éprouvaient de merveilleux effets. Nicolas Drouyn, médecin contemporain de Charles le Poix, fit imprimer un petit ouvrage sur *Les eaux minérales de la montagne de Mousson en Lorraine, avec un*

(1) *Dissertation sur les eaux minérales de Pont-à-Mousson*, par Me Charles-Guillaume Pacquotte, conseiller-médecin ordinaire de Son Altesse Royale, professeur en médecine et en chirurgie dans l'université de Pont-à-Mousson. Nancy, 1719.

(2) *Dictionnaire minéralogique et hydraulogique*, par Buc'hoz, médecin ordinaire de S. M. le roi de Pologne. Paris, 1785, t. Ier.

discours sur leurs qualités bienfaisantes, et une courte direction du régime qu'il faut garder en les buvant. Il estimait les eaux de Mousson, par leur excellence, des plus salutaires de l'Europe par la vertu qu'elles avaient de passer par les urines et de purger doucement, étant, selon lui, empreintes d'un vitriol de Mars et d'un soufre doux et volatil, non bitumineux. » Plus loin, le même auteur ajoute : « M. Saint-Mihiel, docteur en médecine, a donné une analyse des eaux de Mousson, dans le concours tenu à Nancy, au Collége royal, pour la chaire vacante de M. Lorrain, professeur en médecine de l'université de Pont-à-Mousson. Ce travail avait pour titre : *An aquæ minerales Ponti-Mussanæ morbis chronicis?* » M. Saint-Mihiel dit que les eaux de Pont-à-Mousson sont limpides, froides, acidules et ferrugineuses. On retire du résidu un sel amer et une terre ocrée faisant effervescence avec les acides : ce sédiment, calciné dans un creuset, donne des parties de fer attirables à l'aimant; la source est aussi abondante l'hiver que l'été. Il m'a été impossible de me procurer la dissertation de Nicolas Drouyn, et le Mémoire de Saint-Mihiel, cités par Buc'hoz; mais j'ai sous les yeux l'opuscule du docteur Pacquotte, dont je vais extraire quelques passages qui ne sont pas dépourvus d'intérêt au point de vue historique. Sur les instances de l'université de Pont-à-Mousson, S. A. R. le grand-duc Léopold ordonna la restauration de la fontaine, et chargea Pacquotte de présider au captage des eaux et au rétablissement de la source, alors en très-mauvais état. Cette mission donna à Pacquotte l'idée du travail dont nous venons de parler. « On doit juger de cette eau, relativement aux eaux de Forges, dit le professeur de l'université de Pont-à-Mousson. M. le cardinal de Richelieu, passant par Pont-à-Mousson, en 1632, alla voir le lendemain de son arrivée cette fontaine. Il en but, et en trouva l'eau meilleure que celle de Forges. Il en emporta avec lui et s'en trouva bien. Messieurs les médecins du roi et de mon dit sieur le cardinal la trouvèrent excellente. Le jugement de ces messieurs a été confirmé par une longue suite de guérisons attestées, non-seulement par les médecins, mais encore par la voix des peuples, qui en ont été les témoins. Je me contenterai de donner au naturel les expériences que nous avons faites sur les eaux minérales de Pont-à-Mousson, pour pouvoir en former une idée qui ne sente ni le creuset ni l'alambic. On a fait bouillir 4 mesures (1) de cette eau, et on en a tiré 4 onces (2) de sel jaune et fort amer au goût, et 5 onces et demie de terre jaune, de manière que chaque pinte (3) de cette eau contient 15 grains (4) de sel et 18 grains de terre jaune, non compris la portion de ce sel qui se volatilise et s'évapore. Ce sel, mis dans le creuset, se met facilement en fusion comme du verre fondu, exhalant une odeur de soufre, et faisant une petite flamme bleue. Ce sel ayant été calciné et filtré, après l'évaporation de l'humidité, est blanchâtre, sans odeur, et garde son âpreté et son amertume. Ce sel ne fermente point avec les acides ni avec l'esprit de vitriol. Ce sel ne fait aucune détonation, étant jeté sur des charbons ardents, comme le nitre. Étant dissous dans l'eau, il ne fait aucune impression sur la noix de galle, comme le vitriol. Ce sel, tiré chimiquement, est assez semblable au sel d'Epsom que l'on tire d'une fontaine en Angleterre, lequel est blanc, sans odeur, et un peu amer. »

Voilà les seuls documents que j'aie pu consulter sur cette eau; elle n'a été l'objet d'aucun travail récent, bien qu'elle ait conservé, dans le peuple surtout, une partie du prestige dont elle semble avoir été entourée du temps de Pacquotte. En 1856, l'administration municipale de la ville de Pont-à-Mousson fit réparer la fontaine; désirant avoir des renseignements plus précis que ceux qu'elle possédait sur la nature de cette eau, et par suite sur sa valeur thérapeutique, elle me pria d'en faire l'analyse. J'ai dû examiner la constitution du sol dans lequel se trouve la source, le débit de la fontaine, et les propriétés physiques et chimiques de l'eau qu'elle fournit. J'ai consigné le résultat de mes recherches dans le travail que je soumets aujourd'hui à l'examen de l'École supérieure de Pharmacie de Paris.

Les méthodes auxquelles j'ai eu recours peuvent s'appliquer à l'analyse d'une eau quelconque, potable ou minérale; je consacrerai un premier chapitre à les exposer avec quelque détail; j'indiquerai même,

(1) Une mesure = 44 litres.

(2) Une once = 30gr,59.

(3) Une pinte = 1 litre.

(4) Un grain = 0gr,53.

dans cette partie de ma thèse, les procédés applicables à l'analyse des eaux sulfureuses. Dans un second chapitre, je donnerai les résultats que m'a fournis cette méthode appliquée à l'analyse de l'eau minérale de Pont-à-Mousson, en même temps que j'indiquerai les diverses opérations que j'ai effectuées à la source même. Je chercherai enfin, dans les *conclusions,* à discuter les usages auxquels cette eau peut être propre, en m'arrêtant spécialement sur l'emploi qu'on en pourrait faire comme agent thérapeutique.

CHAPITRE PREMIER.

ANALYSE DES EAUX EN GÉNÉRAL.

Par l'*analyse d'une eau,* on entend la détermination qualitative et quantitative des matières existant dans cette eau. La méthode que nous résumons dans ce Mémoire est applicable à toutes les eaux.

Dans l'analyse d'une eau, on a à envisager deux choses : la détermination des éléments gazeux qu'elle tient en dissolution et la détermination des matières solides; on évalue toujours la proportion d'eau pure par différence.

Cela posé, on peut avoir affaire à des eaux sulfureuses ou bien à des eaux non sulfureuses; l'odorat suffira seul pour renseigner complétement sur celle de ces deux classes à laquelle appartiendra l'eau à analyser.

DOSAGE DES GAZ. — PREMIER CAS. — *Eaux non sulfureuses.*

On prend un ballon de 2 à 2 $\frac{1}{2}$ litres; on le tare, puis on le remplit avec l'eau à analyser; toutefois, si l'eau laisse dégager le gaz qu'elle tient en dissolution à la température ordinaire, il faut opérer avec la bouteille qui contient l'eau. Nous reviendrons plus loin sur les précautions qu'on doit alors employer. On remplit exactement le ballon jusqu'au ras du col et l'on introduit le bouchon muni d'un tube de dégagement relié à un tube en caoutchouc, de manière à chasser l'excès d'eau jusqu'à l'extrémité du tube abducteur. On pèse le ballon dont on connaît la tare, et l'on détermine par différence la quantité d'eau soumise à l'analyse. On place le ballon sur le feu et l'on proportionne la chaleur à la vitesse de dégagement du gaz. Sous l'influence de la chaleur, l'eau se dilate; elle arrive à la partie supérieure de l'éprouvette par le tube en caoutchouc et l'air ne tarde pas à se dégager. On fait en sorte que l'eau du ballon bouille très-rapidement et pendant assez longtemps pour que l'eau de l'éprouvette entre elle-même en ébullition et sorte presque complétement de l'éprouvette. Il faut prolonger l'expérience pendant un temps assez long, pour plusieurs motifs : d'abord parce que les dernières portions d'acide carbonique ne se dégagent de l'eau qu'avec beaucoup de lenteur; ensuite parce que l'eau de l'éprouvette peut absorber de l'acide carbonique, et enfin parce que cette absorption d'acide carbonique pourrait surtout avoir lieu pendant le refroidissement de l'eau que contient l'éprouvette.

Si l'on a à analyser une eau gazeuse, nous avons dit qu'il faut employer pour chauffer l'eau la bouteille qui la renferme; pour mettre cette eau en communication avec l'éprouvette destinée à recueillir les gaz, on se sert d'un tire-bouchon creux muni d'un siphon à robinet auquel on adapte également un tube en caoutchouc; ces tubes flexibles doivent être préférés aux tubes en verre, parce qu'il est beaucoup plus facile de les retirer de dessous l'éprouvette après l'opération. Il est bien entendu que le tire-bouchon ne doit pas plonger dans l'eau contenue dans la bouteille. Pour pouvoir déterminer la quantité d'eau soumise dans ce cas à l'analyse, on trace un trait au point d'affleurement du liquide et l'on jauge le vase après l'expérience.

Lorsque l'éprouvette est complétement refroidie, on mesure sur l'eau le volume du gaz qu'elle contient; puis on porte l'éprouvette sur la cuve à mercure, en ayant soin de l'agiter de manière à chasser presque toute l'eau qu'elle renferme; on y fait alors arriver un fragment de potasse, on agite vivement : on laisse à la potasse le temps de réagir sur le gaz et l'on reporte l'éprouvette sur la cuve à eau. La différence des deux volumes ainsi mesurés correspond au volume d'acide carbonique que contenait l'eau soumise à l'examen.

Pour faire l'analyse de l'air, on peut avoir recours à plusieurs procédés : nous avons fait usage de préférence du protochlorure de cuivre ammoniacal. Ce composé absorbe l'oxygène aussi facilement que la potasse s'empare de l'acide carbonique.

DEUXIÈME CAS. — *Eaux sulfureuses.*

Dans les eaux chargées d'acide sulfhydrique, on ne peut avoir à doser, en outre de ce gaz, que de l'azote et de l'acide carbonique, attendu que l'oxygène disparaît en présence de l'acide sulfhydrique. L'analyse des gaz tenus en dissolution dans une eau sulfureuse comprend donc deux expériences : l'une, destinée au dosage de l'azote et de l'acide carbonique, se conduit exactement comme nous venons de le dire à propos des eaux non sulfureuses ; il faut seulement avoir soin de placer un peu d'acétate de plomb sur le mercure. On doit employer le vase même dans lequel l'eau a été recueillie, en indiquant par un trait fait avec une lime la hauteur de l'eau dans la bouteille qu'on jauge après l'analyse.

Dosage de l'acide sulfhydrique libre et combiné. — La bouteille qui contient l'eau n'étant pas débouchée, on perce avec précaution dans le bouchon un trou par lequel on introduit un tube abducteur qui ne doit pas plonger dans le liquide ; par un second trou on fait arriver un tube droit qui descend jusqu'à la partie inférieure de la bouteille. On met le tube droit en communication avec un appareil à hydrogène; le tube courbe est relié à un tube à boule de Liebig rempli d'acétate acide de plomb et taré; après le tube à boules, on place un tube de Will et Warentrapp contenant une dissolution de chlorure de baryum ammoniacal : on connaît également le poids de ce tube. L'appareil étant ainsi disposé, on fait passer de l'hydrogène dans la bouteille pendant quelque temps; puis, à l'aide d'un bain-marie, on porte l'eau à la température de 100 degrés en continuant le courant d'hydrogène. Quand on voit que l'acétate de plomb ne se colore plus par le passage du gaz, on arrête l'opération et l'on remplace le tube à acétate par un second tube contenant de l'acétate de plomb n'ayant pas encore servi et rendu acide, comme le premier, par l'acide acétique. On pèse le premier tube à acétate; l'augmentation de poids correspond à l'acide sufhydrique libre. Le second tube va servir au dosage de l'acide sulfhydrique combiné.

Pour effectuer ce second dosage, on enlève l'appareil à hydrogène; on pèse alors le tube à chlorure de baryum ammoniacal; l'augmentation de poids qu'il a subie correspond à l'acide carbonique libre également chassé par l'hydrogène; on remet le tube à chlorure à la suite du nouveau tube à acétate de plomb. On verse alors par le tube droit de l'acide acétique pur qui met en liberté les acides sulfhydrique et carbonique existant dans l'eau à l'état de combinaison. Lorsque tout dégagement de gaz a cessé, on pèse le tube de Will et Warentrapp; le poids final indique la quantité d'acide carbonique libre et combiné que renfermait l'eau; en retranchant de ce dernier poids le poids trouvé lors de la première pesée, on a la quantité d'acide carbonique en combinaison avec les bases. On recueille sur un filtre le sulfure de plomb formé; quelquefois il adhère assez au tube à boules pour qu'on ne puisse pas le retirer. Dans ce cas, il suffit de quelques gouttes d'acide chlorhydrique pour le faire passer à l'état de chlorure, qu'on recueille dans un creuset de porcelaine; on évapore à siccité après avoir ajouté un peu d'acide sulfurique; on réunit dans le même vase le sulfure de plomb et son filtre, et l'on calcine le tout après l'avoir humecté avec l'acide sulfurique et quelques gouttes d'acide nitrique. La quantité d'acide sulrhydrique ainsi dosée est représentée en poids par les $\frac{17}{120}$ du sulfate de plomb obtenu.

ANALYSE DES MATIÈRES SOLIDES.

1°. *Analyse sommaire.*

Un premier essai à faire sur les eaux consiste à déterminer d'une manière approximative les matières qui entrent dans leur composition.

La plupart du temps, l'analyse sommaire, dont nous allons nous occuper, suffira pour faire connaître si une eau est potable, si elle peut être employée à l'alimentation des chaudières à vapeur et si elle est de nature à laisser des dépôts incrustants dans les tuyaux de conduite. Nous entrerons donc dans quelques détails à ce sujet. Il est utile de rappeler que tous les réactifs dont on fera usage doivent être d'une pureté irréprochable; la précision dans les analyses d'eaux est indispensable, puisque la vérification par les formules fait ici complétement défaut.

Pour faire l'analyse sommaire, on introduit dans un ballon de verre un demi-litre d'eau qu'on porte à l'ébullition pendant une heure environ. Au bout de ce temps, les gaz étant expulsés, on peut être certain que les matières tenues en dissolution par l'acide carbonique se sont déposées. On décante alors avec précaution; cette opération ne présente aucune difficulté, le carbonate de chaux cristallisé en petits rhomboèdres se séparant très-facilement. On recueille le précipité sur un filtre, on le dessèche, puis on le détache autant que possible du filtre, qu'on brûle à part et dont on ajoute les cendres au résidu. On humecte le tout à l'aide de quelques gouttes de carbonate d'ammoniaque, on dessèche et l'on calcine à 300 degrés environ.

Ce résidu constitue le premier dépôt : il consiste essentiellement en carbonate de chaux, oxyde de fer et silice, et renferme en outre quelquefois un peu de magnésie. On arrive aisément, à l'aide de quelques gouttes d'acide azotique et d'ammoniaque employées successivement, à estimer à peu près la proportion de matières étrangères au carbonate de chaux qu'il peut renfermer. Le poids de ce premier dépôt est important à connaître en ce qu'il donne immédiatement la richesse de l'eau en matières incrustantes pouvant obstruer les canaux de conduite des eaux.

On évapore ensuite à siccité le reste du demi-litre d'eau dans une capsule de platine tarée ; il faut avoir grand soin d'effectuer la dernière partie de l'évaporation de l'eau au bain-marie ; on pèse la capsule et le résidu, ce qui donne le poids du deuxième et du troisième dépôts réunis; on lave ensuite convenablement le résidu avec de l'eau contenant un tiers de son volume d'alcool à 40 degrés; on pèse de nouveau : la différence de poids correspond au chiffre des sels solubles dans l'eau.

Le deuxième dépôt consiste essentiellement en sulfate de chaux et alumine. Le sulfate de chaux est, comme on le sait, peu soluble dans l'eau à la pression ordinaire; il est complétement insoluble dans ce liquide sous la pression de 3 à 4 atmosphères; c'est lui qui constitue les crasses des machines à vapeur. Lorsque le deuxième dépôt, traité par l'acide azotique, ne laisse pas de résidu appréciable, cela indique qu'il ne contient pas de silice. On neutralise par l'ammoniaque, ce qui occasionne un précipité lorsque l'eau renferme de l'alumine et de l'oxyde de fer. L'oxalate d'ammoniaque et le chlorure de baryum servent ensuite à déceler la présence du sulfate de chaux.

L'action des réactifs sur la dissolution du troisième dépôt (sels solubles) y fait reconnaître la présence du chlore, de l'acide sulfurique, de la magnésie, de la potasse, de la soude, etc. Ainsi que nous l'indiquons plus haut, l'analyse sommaire suffit toujours pour apprécier la valeur d'une eau au point de vue de son emploi dans l'économie domestique ou dans l'industrie. On sait que pour qu'une eau soit potable il faut, outre certaines conditions, qu'elle renferme au moins 154 milligrammes de carbonate de chaux par litre. Une eau qui contient 250 milligrammes de ce sel, par litre, est incrustante. Il faut de plus qu'elle contienne une certaine quantité de silice, surtout si on la destine aux usages de l'agriculture. Enfin il faut que le deuxième dépôt (sels insolubles, sulfate de chaux) soit très-faible, et presque exclusivement composé de silice.

2°. *Analyse complète.*

L'analyse complète d'une eau doit se faire en suivant la même marche que pour l'analyse sommaire; seulement, au lieu d'opérer sur $\frac{1}{2}$ litre, il faut opérer sur 10 litres d'eau, et faire l'analyse quantitative des dépôts.

On introduit 10 litres d'eau dans un ballon de 12 litres environ, puis on fait bouillir cette eau pendant à peu près trois quarts d'heure. Au bout de ce temps, on retire le feu et on laisse refroidir, en ayant soin de donner au vase une inclinaison telle, qu'on puisse ensuite décanter l'eau sans l'agiter. Après refroidissement complet du liquide, on trouve un dépôt souvent très-considérable qui se sépare de l'eau avec une extrême facilité. On décante alors peu à peu cette eau dans une grande capsule de platine tarée qu'on chauffe sur le bain de sable : il faut que l'évaporation se fasse rapidement, et sans que le liquide entre en ébullition. Dans ce but on enterre la capsule de platine dans le bain de sable qui doit être muni d'un bon tirage.

Quand on a évaporé ainsi toute l'eau du ballon, on recueille le dépôt sur un petit filtre; puis on verse dans le ballon un peu d'eau distillée, et, à l'aide d'un petit balai de fils de platine, on détache autant que possible la partie du dépôt qui adhère au vase. En général, on ne parvient pas, par ce moyen mécanique, à enlever la totalité du dépôt; on y réussit complétement en versant dans le ballon une petite quantité d'acide acétique, qu'on agite en tous sens afin de laver les parois du vase. On réunit l'acide acétique et les eaux de lavage dans un creuset de platine taré; on évapore à siccité, et l'on calcine afin de se débarrasser du charbon. On ajoute ensuite, au résidu ainsi obtenu, tout ce qu'on peut détacher du filtre sur lequel on a recueilli le dépôt; on brûle le filtre sur le couvercle du creuset, on le calcine, puis on le mouille avec une goutte de carbonate d'ammoniaque, afin de transformer la chaux en carbonate. On ajoute le résidu à la matière qui se trouve dans le creuset, on chauffe le tout à 150 degrés pour chasser l'eau hygrométrique, et l'on pèse. On a ainsi le poids du *premier dépôt*.

Revenons maintenant à l'évaporation de l'eau dans la grande capsule de platine tarée. Lorsque l'évaporation touche à sa fin, on achève l'opération au bain-marie afin d'éviter les projections. On pèse ensuite le résidu, et l'augmentation du poids de la capsule donne le poids du deuxième et du troisième dépôts. On reprend alors par l'eau alcoolisée ($\frac{1}{3}$ d'alcool à 40 degrés), on lave avec précaution en chauffant au bain-marie. On évapore autant que possible à siccité, et l'on pèse de nouveau. Cette dernière pesée donne le poids du deuxième dépôt, et la différence correspond au poids du troisième dépôt constitué par les sels solubles.

Il nous reste maintenant à décrire les procédés analytiques à l'aide desquels on peut doser les matières qui constituent les divers dépôts.

Analyse du premier dépôt. — On commence par chauffer fortement le premier dépôt pour ramener le carbonate de chaux à l'état de chaux vive. On pèse le résidu et l'on note la perte qui fournit une indication utile sur la quantité de carbonates que contient la masse. Ce premier dépôt peut contenir

Silice.
Alumine.
Sesquioxyde de fer.
Chaux.
Magnésie.

On traite le résidu par l'acide nitrique pur ; on évapore à siccité, on élève ensuite progressivement la température jusqu'à 200 ou 250 degrés sur le bain de sable, et l'on maintient le tout à cette température jusqu'à ce qu'une baguette plongée dans l'ammoniaque, et placée au-dessus de la capsule, ne décèle plus de dégagement d'acide nitrique. On peut pousser sans inconvénient la calcination jusqu'au point où les vapeurs nitreuses commencent à se former. On a alors dans la capsule

Silice.	Nitrate de chaux.
Alumine hydratée.	Nitrate de magnésie.
Sesquioxyde de fer.	Sous-nitrate de magnésie.

Dosage de la silice. — On humecte alors la masse avec du nitrate d'ammoniaque concentré, on chauffe et l'on répète cette opération jusqu'à ce qu'il ne se produise plus de vapeurs ammoniacales. Le dégagement d'ammoniaque est ordinairement proportionnel à la quantité de sous-nitrate de magnésie qui s'est formé. On ajoute ensuite de l'eau distillée, et on laisse digérer à une douce chaleur. Dans le cas où le nitrate d'ammoniaque n'aurait pas donné lieu à un dégagement sensible de vapeurs ammoniacales, il faudrait ajouter de l'eau chaude, agiter le mélange, et y verser une goutte d'ammoniaque peu concentrée. Dans ce cas, l'ammoniaque ne doit occasionner aucun trouble dans la liqueur, et, de plus, son odeur doit rester manifeste, ce qui montre que la calcination des nitrates a été convenablement produite, et qu'il n'y a pas trace d'alumine ni de fer en dissolution. On porte alors la liqueur à l'ébullition, puis on décante avec précaution sur un filtre, et on lave plusieurs fois le résidu dans la capsule avec de l'eau bouillante. Quand le lavage est complet, on reprend le résidu de silice, d'oxydes de fer et d'aluminium par l'acide nitrique qui dissout ces derniers (1) ; on lave à plusieurs reprises, on dessèche et on calcine la silice après

(1) S'il se trouvait de l'oxyde de manganèse mélangé à l'oxyde de fer, l'acide nitrique le laisserait inattaqué ; on le séparerait ensuite de la silice au moyen de l'acide sulfurique et de l'acide oxalonitrique. On décante, on lave, on évapore le résidu à siccité, on calcine et l'on pèse.

avoir placé dans la capsule le filtre qui a pu retenir quelques parcelles de silice entraînées dans la décantation. On pèse la capsule; son augmentation de poids donne le chiffre de la silice.

Séparation et dosage de l'alumine et du sesquioxyde de fer. — On évapore à siccité, dans un creuset de platine taré, le mélange de nitrates de fer et d'alumine; on calcine et on pèse. On détache ensuite autant que possible le résidu du creuset de platine, et l'on introduit la matière dans une petite nacelle de platine préalablement tarée. On pèse le tout: ce qui fait connaître la fraction des oxydes sur laquelle on opérera. On place ensuite la nacelle sur une lame de platine qui sert de chariot et qu'on glisse dans un tube de porcelaine ou de platine aussi étroit que possible, que l'on incline assez fortement dans un petit fourneau à réverbère ordinaire si le tube est en porcelaine, et que l'on chauffe au gaz si l'on emploie un tube en platine. On relie le tube à un appareil à hydrogène; on fait passer un courant de ce gaz sec, puis on chauffe le tube; quand il est bien rouge, on remplace le courant d'hydrogène par un courant rapide d'acide chlorhydrique gazeux, et on laisse refroidir complétement l'appareil. Après refroidissement, on chasse l'acide chlorhydrique par un courant d'hydrogène; on retire la nacelle, on la calcine, et on la pèse. La perte de poids correspond à l'oxyde de fer. L'alumine, comme on le sait, existe en très-petite quantité dans toutes les eaux; il faut seulement se garder de confondre avec elle le phosphate de chaux.

Séparation de la chaux et de la magnésie. — Ces bases existent à l'état de nitrates dans la dissolution. On traite la liqueur qui est neutre, et doit être assez étendue par l'oxalate d'ammoniaque; au bout de sept à huit heures, l'oxalate de chaux s'est complétement précipité. On décante, on sépare l'oxalate, on le calcine jusquà cessation de perte, et on pèse la chaux à l'état de chaux vive.

On évapore ensuite la liqueur, et on chauffe modérément le résidu pour volatiliser les sels ammoniacaux. Lorsqu'il ne reste plus que les nitrates fixes, on met un peu d'eau, puis un excès d'acide oxalique cristallisé pur. Pendant l'évaporation l'acide nitrique se dégage, et même à la fin on voit l'acide oxalique se sublimer sur les parois du vase. On décompose les oxalates au moyen d'une lampe à alcool. On calcine et on pèse la magnésie. Quand on l'a pesée, on la dissout à chaud dans le nitrate d'ammoniaque un peu concentré. On retrouve quelquefois des traces de manganèse qui accompagnaient la magnésie.

Analyse du deuxième dépôt. — On a pesé le deuxième dépôt dans la grande capsule de platine qui a servi à l'évaporation de l'eau; mais il ne faudrait pas continuer l'analyse dans ce vase. Après avoir pesé le dépôt, dont il est important de connaître le poids en raison des propriétés incrustantes du sulfate de chaux, on détache avec soin tout ce qu'on peut de la capsule de platine, on met à part cette matière, puis on lave la capsule avec de l'acide acétique; on évapore le liquide ainsi obtenu, et on calcine le résidu préalablement humecté avec du carbonate d'ammoniaque. On ajoute ce qu'on avait mis à part, et on pèse le tout après avoir séché à 100 degrés environ sur le bain de sable. On calcine ensuite fortement afin de chasser les matières volatiles qui consistent essentiellement en eau et acide carbonique provenant des carbonates de chaux et de magnésie.

Le deuxième dépôt peut contenir

	Silice.	
	Sesquioxyde de fer.	Sulfate de chaux.
Très-rarement	Alumine.	Carbonate de chaux.
	Phosphate de chaux.	Carbonate de magnésie.

Après la calcination, on traite le résidu par l'acide nitrique pur, et l'on évapore à siccité; on reprend, comme nous l'avons indiqué plus haut, par l'azotate d'ammoniaque; il faut avoir soin de laver longtemps, parce que le sulfate de chaux se dissout très-lentement. Le résidu qui est dans la capsule se compose de

Silice,
Alumine,
Sesquioxyde de fer,

qu'on sépare par les méthodes indiquées plus haut. La liqueur filtrée renferme

Nitrate de chaux,
Nitrate de magnésie,
Sulfate de chaux.

Dosage de la chaux et de l'acide sulfurique. — On traite la liqueur par l'oxalate d'ammoniaque, en ayant bien soin de n'ajouter qu'un très-petit excès d'oxalate en sus de la quantité nécessaire pour opérer la précipitation complète de la chaux. On sépare la chaux avec les précautions ordinaires. On ajoute ensuite à la liqueur une quantité d'acide chlorhydrique relativement considérable, puis on verse goutte à goutte de l'azotate de baryte jusqu'à précipitation complète de l'acide sulfurique. On fait ensuite digérer le sulfate de baryte au bain-marie pendant 10 heures environ. On décante alors la liqueur surnageante sur un filtre, en ayant soin d'éviter que le précipité aille sur le filtre ; on lave à quatre ou cinq reprises au moins le sulfate de baryte avec de l'eau chaude en laissant reposer chaque fois la liqueur. Cela fait, on calcine avec soin le sulfate de baryte et le filtre, jusqu'à ce que ce dernier soit complétement brûlé ; on pèse, puis on mouille le sulfate de baryte avec une goutte d'acide nitrique monohydraté et pur. On calcine de nouveau, et l'on pèse ; il ne doit pas y avoir de différence entre les poids obtenus dans ces deux pesées. On verse alors un peu d'eau dans le creuset où se trouve le sulfate de baryte ; on lave trois ou quatre fois avec précaution par décantation, on dessèche la matière, on calcine et l'on pèse de nouveau. Le sulfate de baryte ne doit pas avoir perdu de son poids ; dans le cas où cette dernière pesée accuserait une perte, c'est le dernier poids trouvé qu'on considérerait comme exact.

La quantité d'acide chlorhydrique qu'on doit ajouter dans cette partie de l'analyse doit être discutée avec soin ; il faut en employer assez pour que le nitrate de baryte ne donne pas lieu à un précipité d'azotate de baryte, mais pas assez pour que l'acide ajouté ne soit pas entièrement détruit par le nitrate d'ammoniaque qui existe dans la liqueur. On peut représenter par l'équation suivante la réaction qui doit se produire :

$$2\,HCl + Az\,H^4O\,.\,Az\,O^5 = 2\,Cl + 2\,Az + 6\,HO.$$

Dosage de la magnésie. — On évapore à siccité la liqueur séparée de la chaux et de l'acide sulfurique, on place le résidu dans un creuset de platine, on ajoute une ou deux gouttes d'acide sulfurique, on évapore à siccité et l'on chauffe doucement, jusqu'à ce que tout l'excès d'acide sulfurique ait disparu ; on pèse la matière ; on traite ensuite par l'eau bouillante, on lave convenablement et on calcine ; la différence de poids correspond au sulfate de magnésie formé et donne, par conséquent, le poids de la magnésie.

Analyse du troisième dépôt. — Le dosage des matières qui constituent le troisième dépôt est, sans contredit, la partie la plus délicate de l'analyse des eaux et celle qui demande le plus de soin de la part du chimiste. En effet, on ne connaît pas exactement le poids total de ce dépôt, attendu qu'on ne l'a desséché qu'à 100 degrés et qu'il renferme souvent des matières déliquescentes qui retiennent de l'eau à cette température ou qui se décomposeraient si l'on continuait à chauffer (chlorure de magnésium par exemple), ce qui empêche de pousser plus loin la dessiccation. En second lieu, ce dépôt renferme des matières organiques dont il est difficile, sinon impossible, de tenir compte quantitativement. Enfin il contient de l'acide nitrique dont nous ne nous occuperons pas pour le moment; il faudra faire une recherche spéciale pour doser ce corps.

Le troisième dépôt peut contenir :

Sesquioxyde de fer (traces).
Alumine.
Chaux
Potasse
Soude
Magnésie } A l'état de nitrate, carbonate, chlorure ou sulfate.
Chlore.
Acide sulfurique.
Acide nitrique.
Acide carbonique.

On évapore doucement la liqueur à siccité. On a soin de noter la couleur du dépôt, c'est un document important sur la qualité des eaux. Quand l'évaporation est complète, on ajoute avec le plus grand soin au résidu quelques gouttes d'acide nitrique très-étendu, en observant attentivement s'il y a dégagement d'acide carbonique. La présence de l'acide carbonique dans le troisième dépôt est d'une importance extrême, parce qu'elle exclut d'une manière nécessaire la chaux et la magnésie; de plus elle indique une nature d'eau toute spéciale, une eau chargée de bicarbonate de soude ou de potasse. Si dans le dépôt précédent on a constaté l'existence du sulfate de chaux, on ne pourra pas avoir de bicarbonates dans le troisième dépôt : ces deux sels ne peuvent coexister dans une liqueur chargée d'acide carbonique.

Dosage du chlore. — On verse alors de l'eau dans la capsule ; on ajoute de l'acide azotique et du nitrate d'argent ; on précipite ainsi le chlore à l'état de chlorure d'argent qu'on lave avec soin à l'eau acidulée. Il faut autant que possible ménager les quantités d'acide qu'on introduit dans les liqueurs, afin de n'avoir pas trop de nitrate d'ammoniaque à décomposer. On dessèche le chlorure d'argent, on le calcine au bain de sable et on le pèse.

Dosage de l'acide sulfurique. — On précipite l'acide sulfurique par le nitrate de baryte, en observant les précautions indiquées plus haut, tant pour la pesée du sulfate de baryte que pour la séparation de l'excès de nitrate employé.

Dosage de la chaux, du sesquioxyde de fer et de l'alumine. — On sature la liqueur par l'ammoniaque ; s'il y a du fer ou de l'alumine dans la liqueur, ce qui d'ailleurs est très-rare, l'ammoniaque les précipite et on leur fait subir le traitement rapporté précédemment. On verse ensuite de l'oxalate d'ammoniaque dans la liqueur neutre et on laisse digérer le précipité pendant 7 à 8 heures. Quand il n'y a pas dans le liquide un grand excès d'ammoniaque, le précipité peut être composé d'oxalate de chaux, d'oxalate de baryte, d'oxalate d'argent et même d'argent métallique. On sépare alors le précipité par le filtre, on le calcine, on le redissout dans l'acide chlorhydrique et l'on ajoute une petite quantité d'acide sulfurique. On sait que le sulfate de chaux est soluble dans l'acide chlorhydrique ; le sulfate de baryte, au contraire, est complétement insoluble dans ce réactif. Après une digestion un peu prolongée, on lave très-longtemps par décantation sur un filtre ; on évapore, on calcine et l'on pèse le sulfate de chaux avec les précautions convenables en pareil cas.

Dosage de la soude et de la potasse. — La liqueur filtrée et les eaux de lavage sont évaporées et le résidu calciné. Ce résidu renferme :

Argent.
Carbonate de baryte.
Magnésie.
Carbonate de potasse.
Carbonate de soude.

On reprend par l'eau qui dissout les carbonates de potasse et de soude. On place cette dissolution dans un verre à expérience et on la décompose par quelques gouttes d'acide chlorhydrique en évitant les projections. On évapore à siccité les chlorures ainsi obtenus, on en prend le poids; on les redissout dans l'eau et l'on traite la liqueur par le bichlorure de platine; on dose alors la potasse à l'état de chlorure double de platine et de potassium. La soude peut être prise par différence ou dosée à l'état de chlorure.

Dosage de la magnésie. — On traite le résidu, qui contient de l'argent, du carbonate de baryte et de la magnésie, par une petite quantité d'acide chlorhydrique; on évapore, on ajoute ensuite un peu d'acide sulfurique; on évapore de nouveau, on lave; le sulfate de magnésie qui se sépare seul, dans ces conditions, sert à évaluer la quantité de magnésie.

Acide azotique. Acide phosphorique. — Pour les méthodes de dosage de l'acide nitrique dans les eaux, nous renverrons aux beaux Mémoires de M. Schlesing et de M. Boussingault. Quant à l'acide phosphorique, il n'existe que dans un très-petit nombre d'eaux minérales. Les eaux de Vichy en renferment des quantités notables, seulement il est remarquable qu'elles ne contiennent ni chaux ni alumine. Dans ce cas, on peut avoir recours à l'emploi du chlorure de baryum ammoniacal pour doser l'acide phosphorique; on pèse le phosphate de baryte, on le calcine; on le dissout dans l'acide chlorhydrique, on précipite la baryte par l'acide sulfurique et l'on pèse le sulfate de baryte avec toutes les précautions connues.

CHAPITRE DEUXIÈME.

ANALYSE DE L'EAU DE PONT-A-MOUSSON.

Après avoir fait connaître les méthodes de séparation et de dosage que j'ai employées pour faire l'analyse de l'eau minérale qui nous occupe, je vais rendre compte des observations que j'ai faites à la source même, et des résultats numériques que m'a fournis l'analyse.

La source, dite Fontaine-Rouge, est située à peu près à mi-côte du versant sud-ouest de la colline de Mousson, à la distance de 2 kilomètres environ de la Moselle. Elle vient sortir de terre à la ligne de jonction du lias, qui constitue toute la partie inférieure de la côte de Mousson et de l'oolithe inférieure qui s'étend de ce point jusqu'au sommet de la colline.

Captage de la source. — Son rendement. — Lorsqu'on a réparé la fontaine en 1856, on a trouvé la source captée dans un vase en chêne, ayant la forme d'un tronc de cône dont le diamètre le plus large est situé en haut. A ce vase était fixée une plaque en cuivre portant l'inscription suivante :

LEOPOLDO P° REG^{te}.
Aquæ istæ salutiferæ restitutæ sunt, suadente
D°. Car°. Guil^{mo}. Pacquotte, Prof^{e}. regio. Anno 1719.

Le vase en chêne se trouvant en parfait état a été replacé dans la position qu'il occupait, et rien par conséquent n'a été changé dans le mode de captage de la source.

J'ai voulu connaître directement le rendement de la source ; quatre jaugeages exécutés le 8 juin dernier, m'ont donné, pour le débit de la fontaine, 4 litres seulement par minute. Bien que je n'aie pas pu répéter cette opération à d'autres époques de l'année, je crois pouvoir affirmer, tant, d'après les documents anciens, que d'après le dire des habitants du pays, que le volume de la source ne subit pas de variations notables dans les différentes saisons.

L'eau laisse déposer, dans le bassin et le long des canaux d'écoulement du trop-plein, une matière ocreuse essentiellement composée de carbonate de chaux et de sesquioxyde de fer hydraté. La source ne présente rien de particulier. J'ai cherché à constater avec le plus grand soin s'il y avait dégagement spontané de gaz, et j'ai pu m'assurer facilement que l'eau ne laisse pas dégager une seule bulle d'acide carbonique ni d'aucun autre gaz.

Propriétés physiques et organoleptiques.

Eau très-limpide.
— sensiblement colorée en jaune.
— inodore.
— saveur saline, styptique, laissant un arrière goût d'amertume.
— ne présentant rien de particulier au toucher.

Température. — A plusieurs reprises, et dans des saisons de l'année différentes, j'ai mesuré la température de la source à sa sortie de la terre; je l'ai constamment trouvée égale à 11° C. C'est donc une eau froide, d'une température très-constante.

Exposée à l'air, l'eau laisse déposer au bout de peu de temps des flocons jaunâtres (sesquioxyde de fer, carbonate de chaux, un peu d'alumine), ce qui indique qu'elle ne doit sa limpidité, à sa sortie de la terre, qu'à l'acide carbonique qu'elle tient en dissolution. La densité de l'eau, déterminée par la méthode du flacon, a été trouvée égale à 1001, à la température de 15° C.

Le papier bleu de tournesol rougit très-légèrement au contact de l'eau, à la sortie du sein de la terre.

Les acides minéraux donnent lieu, dans les mêmes conditions, à un dégagement sensible d'acide carbonique. L'ammoniaque, le chlorure de baryum, le nitrate d'argent y occasionnent des précipités. La dissolution de noix de galle y dénote la présence du fer.

L'analyse de cette eau, faite par les méthodes rapportées plus haut, m'a donné les résultats suivants :

Analyse des gaz. Analyse rapportée à 10 litres (1).

Quantité de gaz.......	807^{cc},1	
Acide carbonique.....		77,9
Azote...............		21,7
Oxygène............		0,4
		100,0

Analyse des dépôts. Analyse faite sur 10 litres. (L'unité est le milligramme.)

Premier dépôt.

Carbonate de chaux.................	4455	4989
Carbonate de magnésie..............	260	
Sesquioxyde de fer.................	182	
Silice.............................	92	

(1) On suppose les gaz secs et ramenés à la pression de 0^{m},760 et à 0 degré.

A reporter...		4989

Deuxième dépôt.

Sulfate de chaux hydraté............	10477	
Carbonate de chaux...............	380	11265
Alumine........................	408	

Troisième dépôt.

Sulfate de Magnésie $SO^3MgO + 7HO$...	18317	
Chlorure de sodium	3892	22361
Chlorure de potassium..............	152	
Résidus solides....................		38615

D'après cette analyse, 1 litre d'eau de la Fontaine-Rouge contient donc :

Carbonate de chaux..........	gr 0,4835
Carbonate de magnésie........	0,0260
Sesquioxyde de fer...........	0,0182
Silice.....................	0,0092
Sulfate de chaux............	1,0477
Alumine....................	0,0408
Sulfate de magnésie..........	1,8317
Chlorure de sodium	0,3892
Chlorure de potassium.......	0,0152
	3,8615

Conclusions.

Comme on le voit, cette eau est remarquable surtout par la quantité notable de sulfate de magnésie qu'elle tient en dissolution. J'ai dû tout d'abord chercher dans la constitution du sol une explication à la présence de ce sel dans l'eau. Comme on n'a pas jusqu'ici démontré l'existence du sulfate de magnésie tout formé dans le sein de la terre, ce n'est évidemment que par une double décomposition qu'on peut expliquer la formation du sulfate de magnésie; la plus probable, celle au moins à laquelle j'ai cru pouvoir m'arrêter, est l'action du sulfate de chaux entraîné par l'eau sur la dolomie, carbonate double de chaux et de magnésie. Deux faits me semblent de nature à appuyer cette hypothèse : l'existence bien constatée dans les terrains du lias de bancs de gypse et de dolomie ; en second lieu, la quantité considérable de sulfate de chaux que cette eau renferme. La quantité relativement assez grande de carbonate de chaux qui accompagne les sulfates de chaux et de magnésie vient encore à l'appui de l'hypothèse que j'admets comme la plus probable. — Quant à la présence du sesquioxyde de fer dans l'eau de la Fontaine-Rouge, elle s'explique parfaitement encore par la constitution du sol, car on rencontre abondamment, dans toute la vallée de la Moselle, des minerais de fer plus ou moins riches, et les sources ferrugineuses sont très-communes dans le département de la Meurthe. Le docteur Pacquotte, dans l'opuscule que j'ai cité plus haut, signale aux environs de Pont-à-Mousson l'existence de deux autres sources minérales dont il a fait l'analyse, mais que je n'ai point examinées au point de vue de leur composition. « Il y a autour de la ville de Pont-à-Mousson, dit-il, deux autres fontaines aussi minérales. L'une est auprès du Moulin du Milieu, sur le chemin de Saint-Mihiel ; l'autre est dans l'enclos de la maison de campagne de M. le baron de Mahuet. On a fait sur les eaux de ces fontaines les mêmes expériences. On y a trouvé moins de sel qu'en celles de Mousson et plus de terre, celles du Moulin du Milieu ne contenant que 3 grains de sel par pinte, mais plus de 24 grains de terre jaune, et celle de M. de Mahuet 10 grains de sel par pinte. » Le travail que j'ai entrepris n'ayant dans l'origine d'autre but que de répondre aux questions qui m'avaient été posées par l'administration municipale de Pont-à-Mousson, je n'ai point eu l'occasion d'analyser l'eau de ces dernières sources, et n'ai par conséquent aucune opinion à formuler sur leur nature.

Il ne me reste maintenant qu'à ajouter quelques mots sur l'usage qu'on a fait en médecine de l'eau minérale de Pont-à-Mousson, et sur les avantages que l'on pourrait tirer encore aujourd'hui, à mon avis, de leur emploi comme agent thérapeutique.

Comme on l'a vu plus haut, les médecins du XVIIe et du XVIIIe siècle avaient une grande confiance dans l'efficacité de ces eaux. Pacquotte pensait qu'on devait les préférer à celles de Bussang, de Tancour et à beaucoup d'autres ; il rapporte qu'on venait de toutes parts boire ces eaux et que le nombre des malades qui s'y rendaient était tellement considérable, que la villè de Pont-à-Mousson pouvait à peine les loger tous. Sans entrer dans les singulières théories qu'il imagine pour expliquer l'action salutaire de ces eaux dans presque toutes les affections, je me bornerai à rappeler qu'il en prescrivait spécialement l'usage dans la mélancolie hypocondriaque, la jaunisse et les pâles couleurs. On ne peut s'empêcher, en lisant les bizarres descriptions qu'il fait des maladies et des traitements par lesquels on les combattait alors, de se rappeler les plaisanteries charmantes de Molière sur les médecins de son temps. Une chose surtout m'a frappé dans cette partie du travail du docteur Pacquotte : c'est la manière énergique dont les malades devaient se préparer à prendre ces eaux. Cette préparation consistait d'abord en une large saignée destinée à *dissiper les chaleurs qu'on ressent dans les entrailles et les reins* ; après la saignée le malade devait prendre un *purgatif* composé d'une infusion d'un gros de rhubarbe et autant de sel végétable dans un verre d'eau, à laquelle on ajoutait une once de casse mondée et une once de manne. Dès que le purgatif avait bien *nettoyé les voies*, on administrait au malade un *lavement* d'une décoction de manne, mercuriale, laitue, etc., avec une poignée de son bouilli dans l'eau de rivière, en y ajoutant, après l'avoir passée, une once de miel de nénuphar. Le lendemain seulement on commençait à boire ; le premier jour on prenait quatre grands verres en ajoutant à chacun des deux premiers un demi-gros de sel végétable, et l'on allait ainsi progressivement jusqu'à douze verres, nombre auquel on s'arrêtait pour diminuer la dose et finir par deux verres. Il va sans dire qu'on terminait nécessairement la cure par l'administration d'un bon purgatif. « Peu importe l'usage qu'on fasse de ces eaux, ajoute en finissant le docteur Pacquotte, pourvu qu'on se purge pour achever la cure. »

Sans partager la confiance presque illimitée des médecins de ce temps sur les vertus des eaux de Pont-à-Mousson, je crois que l'on pourrait faire usage avec succès, dans certaines affections, de ces eaux ferrugineuses et laxatives. Par leur composition, elles me semblent indiquer assez nettement les avantages qu'on pourrait retirer de leur emploi. Je crois que c'est avec raison qu'on a rangé les eaux ferrugineuses dans la classe des médicaments altérants : le fer en est le principe actif.

L'action de ces eaux est éminemment tonique, et je pense que dans un grand nombre de cas de chlorose, d'anémie ou de chloro-anémie elles pourraient rendre de véritables services. Je dirai seulement en passant que je ne crois pas, avec certains auteurs, que l'action du fer dans ces diverses affections soit de rendre directement au sang la quantité de fer nécessaire pour reconstituer les globules; je pense que le fer agit dans ce cas beaucoup plutôt comme modificateur général, comme pourrait le faire le quinquina par exemple. La présence simultanée d'une petite quantité de fer et de sulfate de magnésie dans ces eaux me semble très-heureuse pour l'usage qu'on en pourrait faire, le sulfate de magnésie venant corriger par ses propriétés laxatives l'effet du fer, qui amène, comme on le sait, de fréquentes constipations. En résumé, je crois qu'on pourrait utiliser avec succès ces eaux minérales pour combattre la chlorose, l'anémie, la leucorrhée, les dispepsies et surtout la prédominance du système lymphatique, notamment chez les enfants. J'ai vu des malades épuisés par les longues veilles ou étiolés par la vie sédentaire et l'atmosphère malsaine des grandes villes retirer de très-bons effets de ces eaux. L'usage s'en est perpétué dans le peuple, et tous les ans, au mois de mai et de juin, un grand nombre de personnes viennent faire une cure d'eau à cette fontaine. Certains médecins peu confiants dans la thérapeutique me diront peut-être que l'hygiène a la plus grande part dans ces cures et que la marche au grand air nécessaire pour venir chercher l'eau à sa source contribue puissamment aux succès constatés. A cela je n'aurai pas grand' chose à objecter, et tout en respectant beaucoup les remèdes et leur action, je serai tenté de donner un peu raison à ces praticiens.

Les analyses dont je viens d'exposer les résultats ont été faites au laboratoire de l'École Normale supérieure de Paris. Je suis heureux de pouvoir témoigner ici toute ma gratitude à mon cher et savant maître, M. Henri Sainte-Claire Deville, à l'amitié et aux leçons duquel je dois tant. J'espère que les chimistes me sauront gré d'avoir publié une méthode d'analyse qui me semble avoir, sur la plupart de celles qu'on a employées jusqu'ici, l'avantage d'une plus grande exactitude dans la séparation des diverses matières que les eaux tiennent en dissolution. Comme on a pu le voir, les procédés analytiques exposés plus haut ne sont en réalité que l'application à un cas particulier de la méthode générale d'analyse chimique dont M. H. Sainte-Claire Deville a publié la première partie, il y a quelques années, et dont il donnera bientôt, je l'espère, le complément. Ce qu'il y a de bon dans mon travail lui appartient donc en entier, et j'ai l'espoir que cette partie de ma thèse plaidera en faveur de l'autre devant les juges si bienveillants que j'ai rencontrés à l'École de Pharmacie.

VU BON A IMPRIMER,

Le Directeur de l'École de Pharmacie,

BUSSY.

PERMIS D'IMPRIMER,

Le Vice-Recteur,

ARTAUD.

Paris. — Imprimerie de Mallet-Bachelier, rue du Jardinet, 12.

PARIS. — IMPRIMERIE DE MALLET-BACHELIER,
RUE DU JARDINET, 12.

www.ingramcontent.com/pod-product-compliance
Ingram Content Group UK Ltd.
Pitfield, Milton Keynes, MK11 3LW, UK
UKHW020222200726
13856UKWH00004B/1567

9 782011 775665